Himani Sharma

Diagnóstico clínico na doença periodontal

Himani Sharma

Diagnóstico clínico na doença periodontal

Diagnóstico da doença periodontal

ScienciaScripts

Imprint

Cover image: www.ingimage.com

This book is a translation from the original published under ISBN 978-620-7-64084-3.

Publisher:
Sciencia Scripts
is a trademark of
Dodo Books Indian Ocean Ltd. and OmniScriptum S.R.L publishing group

120 High Road, East Finchley, London, N2 9ED, United Kingdom
Str. Armeneasca 28/1, office 1, Chisinau MD-2012, Republic of Moldova, Europe
Printed at: see last page
ISBN: 978-620-7-61685-5

DIAGNÓSTICO CLÍNICO DA DOENÇA PERIODONTAL

ÍNDICE

INTRODUÇÃO

Um diagnóstico correto é essencial para um tratamento inteligente. O diagnóstico é obtido principalmente a partir de informações obtidas a partir da história clínica e dentária do paciente, combinadas com os resultados de um exame oral completo. Toda a constelação de sinais e sintomas associados à doença ou afeção é tida em conta antes de se chegar ao diagnóstico. Nalguns casos, a informação adicional fornecida por testes laboratoriais é útil no processo global de tomada de decisão. Na melhor das circunstâncias, um diagnóstico periodontal é o melhor palpite de um clínico quanto à condição ou doença que o paciente tem. Uma vez que existe sempre alguma incerteza, os médicos experientes desenvolvem regularmente um diagnóstico diferencial que consiste numa listagem dos possíveis diagnósticos da condição de um doente, ordenados do mais provável para o menos provável. Um diagnóstico preciso é frequentemente o primeiro passo para o desenvolvimento de um plano de tratamento bem concebido e adequado que, quando implementado, conduz à resolução da infeção periodontal do doente. Um diagnóstico incorreto conduz frequentemente a uma abordagem de tratamento mal concebida que, em última análise, não consegue resolver o problema periodontal do paciente. O rótulo de diagnóstico capta, em poucas palavras, toda a experiência passada de um clínico com a doença ou condição. É um termo resumido que ajuda o médico a responder a perguntas que são importantes tanto para o dentista como para o paciente.

- Causa da doença/patologia
- O que acontecerá se a doença ou condição não for tratada
- Quais são as opções de tratamento
- Qual é o melhor tratamento
- Qual é o resultado esperado do tratamento □ prognosis

- O tratamento resultará em problemas estéticos
- Quanto tempo demorará o tratamento
- Quanto custará o tratamento

Diagnóstico: é definido como a utilização de uma técnica científica e especializada para estabelecer a causa e a natureza da doença do doente.

"Observar um doente e interagir com ele pode revelar mais do que qualquer exame poderia" - Thomas Sydenham (1624 - 1698)

ASPECTO HISTÓRICO

Os primeiros procedimentos de diagnóstico baseavam-se em sinais e sintomas físicos. Na China antiga, as lesões inflamatórias da gengiva eram reconhecidas por alterações na mobilidade dos dentes e pelo "hálito fétido".

O diagnóstico clínico **hipocrático** da doença periodontal descrevia alterações na cor da gengiva associadas ao mau hálito. Assim, os primeiros instrumentos para a descrição de doenças foram os sentidos do tato, da visão, do olfato e, em menor grau, do paladar e da audição.

No século XVI, o diagnóstico em medicina dentária, tal como em medicina, era largamente descritivo e consistia numa história cuidadosa e num exame físico que incluía observação, palpação, percussão e auscultação.

As descrições de **Pierre Fauchard** das doenças gengivais e periodontais incluíam alterações na cor e na forma da gengiva, recessão, mobilidade dentária, dor e fetor ex oris.

Colyer descreveu a doença periodontal como "as marcas de gengiva entre os dentes (papilas) desaparecem gradualmente e os festões normais tornam-se obliterados". Foi só no início do século XX que a etiologia alveolar supurativa das doenças periodontais foi abandonada.

G.V. Black foi o primeiro a descrever a utilização sistemática de uma sonda para explorar as bolsas periodontais "através da utilização de exploradores planos muito finos para determinar a profundidade das bolsas". Estas sondas não estavam aparentemente calibradas.

Em 1925, **Simonton** descreveu a conceção de um novo instrumento para medir a profundidade crevicular, a que deu o nome de periodontómetro da Universidade da Califórnia. Tratava-se de sondas calibradas para os lados direito e esquerdo.

PROCEDIMENTO DE DIAGNÓSTICO

Está dividido em 4 partes:

- Registar a história
- Examinar o doente
- Estabelecimento de um diagnóstico
- Elaborar um plano de tratamento para o doente

HISTÓRIA PESSOAL

Número de visitas

Normalmente são necessárias duas visitas, uma vez que os procedimentos de exame são demorados.

Primeira visita

- Avaliação global do doente
- Historial médico
- História dentária
- Levantamento radiográfico
- Elencos
- Fotografias
- Revisão do exame inicial

Segunda visita

- Exame oral
- Exame dos dentes
- Exame do periodonto

Avaliação global do doente:

Os médicos devem tentar fazer uma avaliação global. Isto inclui o estado mental e emocional do doente, o temperamento, a atitude e a idade fisiológica. A atitude do doente em relação ao tratamento dentário pode ser avaliada. Devem ser avaliadas as características gerais, a palidez, as erupções cutâneas e a obesidade.

Estatísticas vitais: Isto inclui

- Nome

Desenvolver uma relação com o paciente.

- Idade

Avaliar as anomalias congénitas presentes desde o nascimento, por exemplo, higroma cístico, lábio leporino, fenda palatina, etc. Avaliar certas doenças próprias de uma determinada idade, como a osteomielite aguda, a artrite aguda que se encontra sobretudo em bebés, enquanto a osteoartrite se encontra na velhice.

- Sexo

Para avaliar as doenças específicas do sexo, as doenças da tiroide são mais comuns nas mulheres, enquanto o carcinoma do estômago, dos pulmões e dos rins é mais comum nos homens. A hemofilia é mais comum no sexo masculino.

- Endereço

Avaliar doenças de distribuição geográfica como a úlcera péptica, a fluorose, etc.

- Número de telefone

Para encaminhamento do paciente.

- Ocupação

Avaliar doenças específicas de uma determinada profissão, como as varizes, que são comuns nos condutores de autocarros.

Os médicos ou dentistas que referenciaram o paciente devem ser registados.

EXAME GERAL

Queixa principal

A queixa principal deve ser registada nas próprias palavras do doente. O doente queixa-se habitualmente de sangramento das gengivas, dentes soltos, espalhamento dos dentes com o aparecimento de dentes sobresselentes, gosto desagradável nas gengivas, sensação de comichão nas gengivas. Dor de vários tipos e duração, incluindo uma dor constante e surda, dor surda depois de comer, dor irradiada profunda nos maxilares, sensibilidade ao mastigar, sensação de ardor nas gengivas.

História dentária

Isto inclui

1. Visita ao dentista, frequência, data da visita mais recente. Profilaxia oral efectuada pelo dentista e data da última limpeza.

2. Escovagem dos dentes

- tipo de escova

- frequência de utilização

- método

- intervalo de substituição da escova

- dentrifício utilizado

- auxiliares de limpeza adicionais - fio dentário, elixires

3. Tratamento ortodôntico

- Duração

- Data de cessação

- Correção do Habbit

4. Dor nos dentes ou nas gengivas - natureza, duração, factores que provocam e factores que aliviam a dor.
5. Sangramento das gengivas - quando notado pela primeira vez, espontâneo ao escovar ou ao comer, à noite ou com periodicidade regular, de forma que é interrompido.
6. Mau gosto na boca e zonas de impactação de alimentos.
7. Mobilidade dos dentes
8. Historial de problemas periodontais anteriores - natureza da doença, se já foi tratada, tipo de tratamento
9. Registar a falta de dentes e perguntar a razão da sua remoção.

Historial médico

Um questionário saudável é útil. O historial médico ajudará o médico a

i. Diagnóstico da manifestação oral de uma doença sistémica

ii. A deteção de condições sistémicas que possam estar a afetar os tecidos periodontais.

Elementos para a história clínica

- Saúde geral e aparência
- Exame médico
- Doenças graves, hospitalizações, cirurgias
- Factores de idade
- Altura e peso

- Medicamentos prescritos pelo médico
- Auto-medicação
- Historial médico familiar
- Dieta diária
- Consumo de álcool
- Alergias
- Artrite
- Doença do sangue
- Hemorragia
- Cancro
- Doenças cardiocasculares

- Doença cardíaca congénita; doença cardíaca reumática
- Hipertensão
- Angina de peito
- Doenças cardíacas
- Lesões cardiovasculares corrigidas cirurgicamente
- Acidente vascular cerebral (AVC)

- Doenças transmissíveis

- Hepatite B
- Tuberculose
- Infecções sexualmente transmissíveis (IST)
- Herpes
- Infeção pelo VIH, SIDA

- Diabetes Mellitus
- Orelhas
- Endócrino
- Epilepsia

Elencos

Indicam a posição das margens gengivais e a posição e inclinação dos dentes, a relação de contacto proximal e as áreas de impactação alimentar. Proporcionam uma visão das relações entre as cúspides linguais. Servem como auxiliares visuais para comparações pré e pós-tratamento, bem como para referência em visitas de controlo.

Fotografia clínica

As fotografias a cores são úteis para registar o aspeto do tecido antes e depois do tratamento. Nem sempre se pode confiar nas fotografias para comparar alterações subtis de cor na gengiva, mas elas retratam as alterações morfológicas gengivais.

Revisão do exame inicial

Se não forem necessários cuidados de emergência. O paciente é dispensado e instruído sobre a data da segunda consulta. Antes desta visita, é efectuado um exame correlacionado das radiografias e dos moldes, para relacionar as alterações radiográficas com as constituições desfavoráveis representadas nos moldes. Os moldes são verificados quanto à evidência de qualquer desgaste anormal, cúspides em êmbolo, cristas marginais irregulares, dentes malpostos ou extruídos, relações de mordida cruzada e outras condições que possam causar desarmonia oclusal ou impactação alimentar.

EXAME ORAL

Higiene oral

A limpeza da cavidade oral é avaliada em termos de resíduos alimentares acumulados, placa bacteriana, matéria alba, manchas. Agentes reveladores utilizados para a deteção da placa bacteriana. Pode ser utilizado o OHI-S.

Halitose

Fetor exore ou fetor oris é um odor fétido ou ofensivo que emana da cavidade oral.

Origem

Oral

- Retenção de partículas alimentares odoríferas
- Língua revestida
- ANUG
- Desidratação
- Cáries
- Próteses artificiais
- Hálito de fumador
- Cicatrização da ferida cirúrgica

Extra-oral

- Infeção do trato respiratório

- Bronquite

- Pneumonia

- Bronquiectasia

- Hálito alcoólico

- Hálito urémico com disfunção renal

- Odor a acetona da diabetes

A periodontite crónica com formação de bolsas pode também causar um odor desagradável na boca devido aos resíduos acumulados e ao aumento da taxa de putrefação da saliva.

EXAME ORAL SUPLEMENTAR

1. Rosto

- Expressão - evidência de medo ou apreensão
- Contração da forma, paralisia
- Movimentos da mandíbula durante a fala
- Lesões e simetria

2. Pele

Cor, textura, manchas, lesão traumática, erupções, inchaço

3. Olhos

Tamanho da pupila
Cor da esclera Óculos
Olhos salientes

4. Nódulo linfático

Palpável, aumentado, sensível ou fixo
Palpar os gânglios linfáticos pré, pós creviculares submentais e submandibulares

5. **Lábios**

- Observar a competência fechada e aberta (vomitar)
- Cor, tamanho da textura
- Quelose angular
- Respiração pela boca

6. **TMJ**

- Observar toda a gama de movimentos da mandíbula
- Trajetória da mandíbula ao abrir e fechar
- Abertura interincisal
- Auscultação e palpação de cada ATM
- Ternura, sensibilidade
- Ruídos - estalidos, rangidos, rangidos

EXAME INTRA-ORAL

Tecidos moles

- Mucosa labial e bucal
- Língua
- Pavimento da boca
- Saliva
- Palato duro, palato mole
- Região das amígdalas, garganta

Exame dos dentes

1. Doenças de desgaste dos dentes

São definidos como uma perda gradual de substância dentária caracterizada pela formação de uma superfície lisa e polida, sem ter em conta o possível mecanismo desta perda. Podem ser abrasão, erosão, atrição.

Abrasão: Perda de substância dentária por desgaste mecânico. O resultado é uma superfície lisa e brilhante em forma de pires ou de cunha. Começa no cemento exposto e estende-se até envolver a dentina causada pela utilização de dentrifícios abrasivos, escovagem horizontal.

Erosão: O defeito cuneiforme é uma depressão em forma de cunha bem definida na zona cervical. As superfícies são lisas, duras e polidas. Nas fases iniciais, limita-se ao esmalte, mas geralmente estende-se para envolver a dentina e o cemento.

Ablações dentoalveolares (Sognnes): São lesões devidas a acções de fricção entre os tecidos moles orais e os tecidos duros adjacentes.

Manchas dentárias

Depósitos pigmentados nos dentes cuidadosamente examinados para determinar a sua origem.

Hipersensibilidade

A recessão gengival pode causar hipersensibilidade ao expor as superfícies radiculares localizadas através de uma exploração suave com sonda ou ar frio.

Contacto proximal: Os contactos abertos permitem a impactação de alimentos verificada por observação clínica e fio dentário.

Classificação das canhoneiras

O espaço apical à área de contacto forma o embrasure gengival, um espaço em forma de pirâmide preenchido com papila gengival.

Classe I **A** papila interdentária preenche os espaços entre dentes adjacentes em contacto.

Classe II A papila interdentária está parcialmente descolada, resultando numa pequena abertura sob contacto.

Classe III A papila interdentária está completamente descolada, deixando uma abertura triangular sob contacto.

Mobilidade dos dentes

A mobilidade fisiológica é maior de manhã e diminui progressivamente. Ocorre em duas fases

i.Fase inicial ou intra-soquete

ii. Fase secundária

Causas da mobilidade

- Perda de osso alveolar
- Oclusão de forma traumática
- Extensão da inflamação da gengiva ou do periápice para o ligamento periodontal.
- A cirurgia periodontal aumenta a mobilidade durante um curto período de tempo.
- Aumenta na gravidez e está por vezes associada ao ciclo menstrual e à utilização de contraceptivos hormonais.
- Os processos patológicos dos maxilares que destroem o osso alveolar e/ou as raízes dos dentes podem resultar em mobilidade (por exemplo, osteomielite)

Avaliação da mobilidade

O dente é segurado firmemente entre as pegas de dois instrumentos metálicos ou com um instrumento metálico e o dedo e é feito um esforço para o mover em todas as direcções. A mobilidade anormal ocorre mais frequentemente de forma faciolingual. Mobilidade (implantes) avaliada com um dispositivo eletrónico - periotest.

Miller (1950) mobilidade graduada

Grau I - ligeiramente mais do que o normal

Grau II - moderadamente mais do que o normal

Grau III - Mobilidade grave faciolingual e/ou mesiodistal, combinada com deslocação vertical.

Graus de mobilidade

➢ Pouco ou nenhum movimento

- mobilidade de classe 0

➢ Movimento em arco <1 mm

- Mobilidade de classe I

➢ ≥ 1mm < 2mm

- Mobilidade de classe II

➢ ≥ 2mm de depressão

- Mobilidade de classe III

Traumatismo por oclusão

Refere-se à lesão produzida pelas forças oclusais. Os resultados incluem

➢ Mobilidade dentária excessiva

➢ Perda óssea vertical ou angular

- Aumento da largura do espaço periodontal com espessamento da lâmina dura
- Radiolucência e condensação do osso alveolar
- Reabsorção radicular
- Bolsas infra-ósseas
- Migração patológica, especialmente nos dentes anteriores

Migração patológica dos dentes

- Impulso da língua
- Contactos prematuros na parte posterior que desviam a mandíbula anteriormente
- Suporte periodontal enfraquecido
- Falta de dentes não substituídos
- Traumatismo por oclusão

Migração patológica de dentes anteriores em jovens - pode ser sinal de periodontite juvenil.

Sensibilidade à percussão

- Características da inflamação aguda do ligamento periodontal
- A percussão em diferentes ângulos em relação ao longo eixo do dente ajuda frequentemente a localizar o local do envolvimento inflamatório.

Dentição com os maxilares fechados

Detecta dentes irregularmente alinhados, dentes extruídos, contactos proximais inadequados, áreas de impactação de alimentos, que favorecem a acumulação de placa bacteriana. Procura mordida excessiva, mordida aberta e mordida cruzada.

Oclusão

- Posição intercuspidal
- Contacto anterior (fremituss)

Requisitos para a estabilidade oclusal

1. Posição intercuspidal

- Contactos anteriores leves / ausentes
- Controlo posterior bem distribuído
- Estabilização de dentes cruzados
- Forças dirigidas ao longo do eixo longo de cada dente

2. Movimentos de excursão suaves e sem interferências
3. Não TFO

A sobremordida excessiva, observada mais frequentemente na região anterior, pode causar o impacto dos dentes na gengiva □ impressão de alimentos □ seguida de índice gengival, aumento gengival, formação de bolsas.

Relações oclusais funcionais TMP

- Abertura interincisal máxima
- Abertura - fecho da via
- Auscultação dos sons da ATM
- Sensibilidade muscular

Avaliação oclusal intra-oral - posição inter-cúspide

- Orientar os movimentos de excursão
- Mobilidade dos dentes
- Atenção

Fremitus

Fremitus significa a vibração ou movimento palpável, em medicina dentária refere-se aos padrões vibratórios dos dentes.

Procedimento: Sentar o paciente à direita e com a cabeça estabilizada contra o apoio de cabeça. O dedo indicador é colocado firmemente sobre o terço cervical de cada dente maxilar, sucessivamente, começando pelo dente mais posterior de um lado e movendo-se ao redor da arcada, pede-se ao paciente que clique no dente posterior. Registar o número do dente onde se sente a vibração e os dentes onde se nota o movimento real.

N = normal (sem vibração)
+ = (um grau de liberdade) Apenas se sente uma ligeira vibração
++ = (frêmito de dois graus) O dente é claramente palpável, mas o movimento é pouco visível.

+++ = (frêmito de três graus) O movimento é claramente observado visualmente

Significado

O dente com frémito tem excesso de contacto, contacto prematuro.

1. Contacto posterior bem distribuído
2. Contactos acoplados entre dentes opostos
3. Movimento de excursão suave sem interferências.

Gengiva

A gengiva deve ser seca. Os reflectores de luz da gengiva húmida obstruem os detalhes. Para além do exame visual e da exploração com instrumentos, deve ser utilizada a palpação formal mas genética para detetar desvios na resiliência normal, bem como para localizar áreas de formação de pus. Devem ser consideradas as seguintes características da gengiva

- Cor
- Tamanho
- Contorno
- Consistência
- Textura da superfície
- Posição
- Facilidade de sangramento e dor

Para testar a presença de **hemorragia após a sondagem**, a sonda é cuidadosamente introduzida no fundo da bolsa e movida suavemente para o lado ao longo da parede da bolsa. O clínico deve verificar se há sangramento após 30 a 60 segundos. Armitage, em 1996, analisou a literatura sobre este assunto, efectuou uma meta-análise de vários artigos e concluiu que a presença de BOP. Numa população tratada e mantida, é um importante preditor de risco para o aumento da perda de inserção.

O estimulador interdentário de madeira macia pode ser utilizado pelos pacientes para auto-examinar a gengiva em busca de sangramento que indique a presença de inflamação. .

É o sinal e sintoma mais precoce e tem valor para o diagnóstico precoce e a prevenção de gengivite mais avançada. A hemorragia gengival varia em termos de gravidade, duração e facilidade com que é provocada, dependendo da intensidade da inflamação.

Nos casos de periodontite moderada/avançada, a presença de hemorragia na sonda é considerada um sinal de destruição aguda dos tecidos, pelo que a sua ausência é um excelente indicador de estabilidade periodontal.

Cor: A alteração da cor é um sinal clínico importante da gengivite normal - cor-de-rosa. Na inflamação crónica □ a gengiva é vermelha, de cor vermelha azulada. As alterações começam no PDI e na margem gengival e espalham-se para a gengiva aderente. As alterações de cor variam consoante a intensidade da inflamação.

Consistência: Na gengivite crónica coexistem alterações edematosas e fibróticas e a consistência da gengiva é determinada pela predominância relativa.

Textura da superfície: A perda de deslizamento da superfície é um sinal precoce de gengivite .

Posição da gengiva: As recessões têm de ser registadas. A etiologia deve ser identificada - escovagem incorrecta dos dentes, fixação frenal elevada, inflamação gengival, etc.

Contorno e tamanho: O aumento do tamanho é uma caraterística comum da doença da gengivite. É designado por aumento gengival ou sobrecrescimento gengival. Existem muitos tipos de aumentos.

Utilização de índices clínicos na prática dentária

Os índices são originalmente concebidos para estudos epidemiológicos, mas alguns índices são transferidos para a prática clínica para comparar os resultados antes e depois da terapia. (E. g)

G.I. por Loe e sillness;

índice de hemorragia do sulco de Muhlemann e filho

O índice gengival de Loe fornece uma avaliação do estado inflamatório gengival.

- Pode ser utilizado para comparar a saúde gengival antes e depois da terapia
- Comparar o estado gengival nas visitas de recordação

Índice de hemorragia do sulco

Avaliação do estado gengival, extremamente útil para detetar alterações inflamatórias precoces e a presença de lesões inflamatórias na base da bolsa que é inacessível ao exame visual.

Exame do periodonto

É importante detetar os primeiros sinais de doença gengival e periodontal.

Bolsas periodontais

O exame inclui

- Presença e distribuição em cada superfície dentária
- Profundidade do bolso
- Nível de fixação na raiz
- Tipo de bolsa (infra-óssea ou supra-óssea)

Deteção de bolsas

O único método exato de detetar e medir as bolsas periodontais é a exploração cuidadosa com uma sonda periodontal. As bolsas não são detectadas por radiografias.

As pontas de guta percha ou pontas de prata calibradas podem ser utilizadas com a radiografia para ajudar a determinar o nível de fixação das bolsas periodontais.

Sondagem de bolso

Existem duas profundidades de bolso diferentes

Profundidade biológica:

A distância entre a margem gengival e a base da bolsa (extremidade coronal do epitélio juncional).

Profundidade de sondagem:

Esta é a distância a que um instrumento ad hoc penetra no bolso. A profundidade de penetração da sonda numa cavidade depende de

- Tamanho da sonda
- Força com que é introduzido
- Direção de penetração
- Resistência dos tecidos
- Convexidade da coroa

Força de sondagem

Verificou-se que **0,75 N** de força de sondagem é bem tolerado e exato.

Técnica de sondagem

A sonda é inserida paralelamente ao eixo vertical do dente e "percorre" circunferencialmente cada superfície de cada dente para detetar as áreas de penetração mais profunda. Para detetar a cratera interdentária, a sonda deve ser colocada obliquamente a partir das superfícies facial e lingual para explorar o ponto mais profundo da bolsa localizado abaixo do ponto de contacto.

Nível de **fixação clínica -** o nível de fixação é a distância entre a base da bolsa e a junção cemento-esmalte.

Determinar o nível de ligação

a. Quando a margem gengival está localizada na coroa anatómica, o nível de fixação é determinado subtraindo da profundidade da bolsa a distância da margem gengival à junção cemento-esmalte. Se ambas forem iguais, a perda de inserção é 0.
b. Quando a margem gengival coincide com a junção cemento-esmalte, a perda de inserção é igual à profundidade da bolsa.
c. Quando a margem gengival está localizada apicalmente à junção cemento-esmalte, a perda de ligação será maior do que a profundidade da bolsa, pelo que a distância da junção cemento-esmalte à margem gengival deve ser adicionada à profundidade da bolsa.

Bolsas periodontais

O exame das bolsas periodontais deve incluir

- Presença de bolsas
- Distribuição em cada superfície dentária
- Profundidade do bolso
- Nível de fixação na raiz
- Tipos de bolsa - supra e infra-óssea

Sinais e sintomas

Embora a sondagem seja o único método fiável de deteção de bolsas, sinais clínicos como alterações de cor (gengiva marginal vermelho-azulada ou zona vertical vermelho-azulada que se estende da margem gengival até à gengiva anexa). O bordo enrolado que separa a margem gengival da superfície do dente ou uma gengiva edematosa aumentada podem sugerir a sua presença. A presença de hemorragia, supuração e dentes soltos e extruídos pode indicar a presença de bolsa.

Sintomas

As bolsas periodontais são geralmente indolores, mas podem dar origem a sintomas como dor localizada, sensação de pressão depois de comer, que diminui gradualmente.

- Um sabor desagradável em zonas localizadas
- Sensibilidade ao calor e ao frio
- A dor de dentes na ausência de cáries também está por vezes presente

Foram efectuados vários estudos para determinar a profundidade de penetração de uma sonda num sulco ou bolsa. Armitage e colaboradores, em 1977, utilizaram cães beagle para avaliar a penetração da sonda utilizando uma força padronizada de 25 gramas. Em espécimes saudáveis, a sonda penetrou no epitélio até cerca de $2/3^{rd}$ do seu comprimento. Em espécimes com gengivite, parou 0,1 mm antes da sua extremidade apical e, na periodontite, a ponta da sonda ultrapassou consistentemente as células mais apicais da J.E.

Nos seres humanos, a ponta da sonda penetra até às fibras intactas mais coronais da fixação da T.C. A profundidade de penetração da sonda na T.C. apical a J. E na bolsa periodontal é de cerca de 0,3 mm. Este facto é importante para avaliar as diferenças na profundidade de sondagem antes e depois do tratamento, uma vez que a redução na penetração da sonda pode ser o resultado de uma resposta inflamatória reduzida do que o ganho no nível de fixação. As forças de sondagem de 0,75N foram consideradas bem toleradas e exactas. O erro interexaminadores (discrepâncias de profundidade) foi registado como sendo de 2,1 mm, com uma média de 1,5 mm nas mesmas áreas.

Nível de fixação versus profundidade da bolsa

A profundidade da bolsa é a distância entre o fundo da bolsa e a margem gengival. Pode mudar de tempos a tempos, dependendo das alterações na posição da margem gengival. O nível de inserção é a melhor indicação do grau de destruição periodontal. O nível de inserção é a distância entre a bolsa e o ponto fixo na coroa, ou seja, a JCE. As alterações no nível de inserção só podem ser efectuadas para ganhar/perder a inserção. As bolsas rasas ao nível dos 3rd apicais da raiz indicam uma destruição mais grave do que as bolsas profundas ao nível dos 3rd coronais das raízes.

Quantidade de gengiva aderida

Uma cor de gengiva resistente foi considerada necessária para suportar os insultos diários. Lang e Loe, em 1972, indicaram que 2 mm de gengiva e aproximadamente 1 mm de gengiva aderida eram adequados para manter a saúde gengival. Mas foi controverso, uma vez que algumas gengivas com um mínimo de gengiva aderente mostraram evidências de inflamação. Nestes casos, a decisão de aumentar baseia-se em alguns critérios como

- Idade
- Dentes do pilar
- Restauração subgengival
- Coroa inteira
- Tratamento ortopédico

Método

A quantidade de gengiva aderida é geralmente considerada insuficiente quando o estiramento do lábio/bochecha induz o movimento da margem gengival ou pela sondagem da bolsa ao mesmo tempo em que o lábio é estendido ou demarca claramente a linha M.G.. Outros métodos utilizados para determinar são empurrar a mucosa adjacente coronalmente com um instrumento sem brilho ou pintar a mucosa com a solução de iodeto de potássio de Schiffer que cora a queratina.

Supuração

A presença de um número abundante de neutrófilos no fluido gengival transforma-o em exsudados purulentos. Vários estudos têm avaliado a associação entre a supuração e a progressão da periodontite. Um estudo realizado por Armitage et al em 1996 referiu que este sinal está presente numa baixa percentagem de locais com doença (3 a 5%). Por conseguinte, não é um bom indicador. Normalmente, o exame visual sem presença digital na face lateral da gengiva marginal não revela a presença de pus.

Abcesso periodontal / abcesso gengival

A principal diferença entre a AP e a AG é a localização e a história. O AG está confinado à gengiva marginal e à papila interdental. Ocorre frequentemente em locais previamente livres de doença (também livres de gengivite). Geralmente, é uma resposta inflamatória aguda ao forçamento de um elemento estranho na gengiva. Enquanto que a AP envolve as estruturas periodontais de suporte e ocorre geralmente no decurso de uma periodontite crónica destrutiva.

Envolvimento da furca

As furcações são o local comum de recorrência da perda óssea ativa com periodontite. As furcações distais dos molares superiores são o local mais comum de periodontite recorrente. Explorar a furca com a **sonda de Naber e** a sonda de Hamp.

Utiliza-se o Nabers 1 e 2. Introduzir o instrumento na fenda ou bolsa, rodá-lo até à profundidade inter-radicular do envolvimento da furca e movê-lo lateral e coronalmente para determinar se

1. Existe uma captura definitiva ou
2. O instrumento desliza para fora da furca em qualquer direção ou em todas as direcções

Classe I

Existe um envolvimento incipiente de furca que é detectado quando existe canelura onde começa uma furca ou quando o entalhe na furca impede que os instrumentos deslizem para fora numa ou duas direcções, mas não nas três direcções.

Classe II

Existe um envolvimento definitivo da furca quando uma fixação definitiva da sonda de nabers inserida impede que o instrumento deslize para fora quando movido lateralmente ou coronalmente, mas pára definitivamente sem atravessar e passar para outra abertura de furca.

Classe III

Envolvimento "através de". Existe quando a sonda pode ser inserida numa furca e parece ligar-se diretamente a uma ou mais furcas.

Localizador de furca

- Diagnóstico de classe I

- O localizador de furca detecta caneluras, mas não há captura definitiva.

- Diagnóstico de classe II

- O Furca finder apanha quando movido coronalmente em direção a ambas as raízes adjacentes.

- Diagnóstico de classe III

- O localizador de furca passa diretamente entre as raízes, ligando-se a outra furca.

Classificação da furca

Classificação baseada em componentes horizontais

i. **Por Glickman (1953)**

Grau I - perda óssea incipiente que pode ou não ser visível na radiografia.

Grau II - beco sem saída

Grau III - túnel; a abertura da furca do orifício está ocluída pela gengiva.

Grau IV - a gengiva não cobre o orifício da furca.

ii. **Goldmann e Cohen**

Grau I - incipiente

Grau II - beco sem saída

Grau III - até ao fim

iii. **Hamp (1975):** Base na exposição horizontal das raízes

Grau I - perda horizontal do suporte periodontal que não se estende por 1/3rd da largura do dente

Grau II - perda horizontal do suporte periodontal que se estende por mais de 1/3rd da largura do dente, mas menos do que a largura total da furca

Grau III - destruição horizontal e total do tecido periodontal na furca

iv. **Ramford e Ash**

Descreveu um índice para avaliação da profundidade do envolvimento por incremento de 2 mm

Grau I - sonda penetrada na horizontal por 2 mm

Grau II - a sonda penetra mais de 2 mm

Grau III - a sonda penetra pela entrada oposta

Com base na componente vertical

1. Tarnow e Fletcher

2. Eskow e Kapin

3. Richetti

Tarnow e Fletcher

Subgrupo A - defeito ósseo vertical que se estende até 1 - 3 mm.
Subgrupo B - defeito ósseo vertical que se estende até 3 - 6 mm
Subgrupo C - defeito ósseo vertical que se estende até > 7 mm

Eskow e kapin

Classe A - defeito ósseo vertical que se estende até 1/ 3rd do comprimento da raiz

Classe B - defeito ósseo vertical que se estende até > 1/ 3rd < 2/3rd do comprimento da raiz

Classe C - defeito ósseo vertical que se estende até > 2/ 3rd do comprimento da raiz

Richetti [com base no tratamento]

Classe I - 1 mm de perda óssea na vertical ' sulco radicular' **Classe IA** - 1 - 2 mm de perda óssea - danos mais antigos **Classe II** - 2 - 4 mm de perda óssea (odontoplastia)
Classe IIA - 4 - 6 mm de perda óssea (odontoplastia / ressecção radicular)
Classe III - > 7mm (ressecção da raiz)
(furcaoplastia de classe II - IV) odontoplastia e osteoplastia

Problemas mucogengivais
Isto inclui
- ➢ Diminuição da largura da gengiva aderente

- Vestíbulo pouco profundo
- Frénulo abberante
- Recessão gengival que provoca a desnudação das raízes

Ensaio de tensão

Kopczyk RA (1974); Glickman (1964)

Objetivo

- Detetar a adequação da largura da gengiva aderente
- Localizar a inserção frenal e a sua proximidade com a gengiva livre
- Para identificar prontamente a junção mucogengival

Procedimento Facial

- Retrair as bochechas e os lábios lateralmente, agarrando-os com o polegar e o indicador, observando a junção mucogengival.
- Mover os lábios e as bochechas para cima e para baixo e transversalmente, criando tensão na junção mucogengival

Lingual

- Segurar o espelho bucal para tensionar a mucosa do pavimento da boca, retraindo suavemente o lado da língua, de modo a que a junção mucogengival seja claramente visível.
- Pedir ao doente que mova a língua para a esquerda, para a direita, para cima, para tocar no palato.

Observação

- Branqueamento na junção mucogengival

➢ Anexos frenais

➢ Áreas de recessão aparente onde há muito pouca gengiva queratinizada e a base do sulco ou bolsa está perto da junção mucogengival

➢ Áreas em que a cor, o tamanho, a perda de deslizamento, o brilho suave ou outras características indicam a necessidade de uma sondagem cuidadosa para determinar a quantidade de gengiva aderida.

➢ Área onde a tensão puxa a gengiva livre do dente, indicando que não há gengiva aderida.

A fixação das supra-renais foi descrita por **Placek. M, Skach M, Mrklas L (1974)**

➢ Fixação da mucosa - refere-se à fixação do frénulo à junção mucogengival

➢ Fixação gengival - refere-se à fixação do frénulo na gengiva anexa

➢ Fixação papilar - refere-se à fixação do frénulo na papila

➢ Acessório penetrante da papila - refere-se a um acessório do frénulo que passa através da papila enquanto se insere na gengiva anexa (do palato)

Síndrome de Pull **Placek et al (1974)**

O movimento de descolamento da gengiva marginal transferida do lábio pelo frénulo foi designado por síndrome de tração.

Recessão (raízes desnudadas)

Sullviane Atkins (1968) classificaram a recessão gengival em quatro categorias morfológicas

1. Raso - estreito

2. Raso - largo

3. Profundo - estreito

4. Profundo - largo

Miller (1985) classificou a recessão como

A Classe I inclui recessão marginal que não se estende à junção mucogengival. Não há perda de osso ou tecido mole na área interdental. Esta pode ser estreita ou larga (grupos 1 e 2 na classificação de Sullivan Alkins).

A Classe II consiste numa recessão do tecido marginal que se estende para além da junção mucogengival. Não há perda de osso ou tecido mole na área interdental. Pode ser subclassificada como estreita ou larga (grupos 3 e 4 da classificação de Sullivan e Alkins)

Classe III: A recessão do tecido marginal que se estende até ou para além da junção mucogengival, para além de haver perda óssea e/ou de tecido mole interdentalmente ou mau posicionamento do dente.

Classe IV: Esta recessão do tecido marginal que se estende até ou para além da junção mucogengival com perda óssea grave e perda de tecido mole interdentalmente e/ou mau posicionamento dentário grave.

Perda óssea alveolar

Os níveis de osso alveolar são avaliados por exame clínico e radiográfico.

A sondagem transgengival (sondagem) ajuda a fornecer informações sobre a arquitetura óssea. A área é anestesiada e a sonda deve ser passada ao longo da interface dente-tecido para que o operador possa sentir a topografia óssea. A sonda também pode ser passada horizontalmente através do tecido para fornecer mais informações tridimensionais (espessura, altura, forma).

Avaliação radiográfica

Acesso

- Condição óssea
- Estado dos dentes
- Anatomia da raiz

Alterações observadas na periodontite:

- Rutura da lâmina dura
- Reabsorção do osso da crista
- Altura do septo interdentário

As modalidades habitualmente utilizadas são:

- Radiografias peri-apicais
- Morder a asa
- OPG

Técnicas avançadas:

1) **Radiografia digital:**

- Utilização de imagens computorizadas
- As imagens podem ser armazenadas e manipuladas
- Utiliza um dispositivo de acoplamento carregado e um sistema de fósforo sulfúrico

2) **Radiografia de subtração:**

- Conversão de radiografias em série em imagens digitais
- Utilizado para avaliar o sucesso do tratamento e as alterações no nível ósseo

3) **Tomografia computorizada:**

•O tubo radiográfico emite um feixe de raios X colimado e em forma de leque que é dirigido para detectores cintilados.

4) **CADIA:**

•Análise de imagens densitométricas assistida por computador.

•A câmara de vídeo mede a luz transmitida através da radiografia.

•Os sinais da câmara são convertidos em imagens de escala de cinzentos.

5) **RESSONÂNCIA MAGNÉTICA:**

•Imagem por ressonância magnética.

•Utiliza ressonância de imagem nuclear para produzir o sinal que constrói a imagem.

Diagnóstico laboratorial

o Contagem total de leucócitos 4500 - 10000/cm

o Diferenciar a contagem de leucócitos

▪polimorfos:55 - 70% adultos

49 - 65% crianças

▪linfócitos:29 - 40% adultos

30 - 60% crianças

▪Eosnófilos:1 - 6%

▪Monócitos 2 - 10%

▪Basófilos 0 - 1%

o HB% - 14 - 16gm% para homens; 12 - 14gm% para mulheres

- Tempo de hemorragia - 1-6 minutos
- Tempo de coagulação - 2 - 8 minutos
- VSG - 4 -10 mm/hr - homens; 8 - 20 mm/hr - mulheres
- Glicose no sangue - aleatória 60 - 120 mg/ dl

Análise microbiológica:

- Cultura bacteriana
- Microscopia direta
- Imunoensaios
- Ensaio enzimático
- Análise da sonda
- Reação em cadeia da polimerase

Caracterização da resposta do hospedeiro:

- Processo destrutivo
- Taxa de progressão da doença
- Padrões de destruição

Marcadores bioquímicos no GCF:

- Enzima derivada do hospedeiro - AST
- Produtos de degradação dos tecidos - glicosaminoglicanos
- Mediadores inflamatórios - PGE2 , TNF- α

Marcadores bioquímicos na saliva:

- Queratinas epiteliais
- Iões salivares - cálcio
- Marcador sérico na saliva - cortisol

OUTROS TESTES DE DIAGNÓSTICO

• Oratest

O Oratest baseia-se na taxa de depleção de oxigénio pelos microrganismos. Em condições aeróbias, a enzima bacteriana, a desidrogenase aeróbica, transfere electrões ou protões para o oxigénio. Quando o oxigénio é utilizado pelos organismos aeróbios e se atinge um ambiente anaeróbio, o azul de metileno [indicador redox] actua como um aceitador de electrões e é reduzido a azul de leucometileno. A atividade metabólica do microrganismo aeróbio é reflectida pela redução do azul de metileno a azul de leucometileno. O teste baseia-se na lavagem da boca com leite esterilizado, que desaloja os microrganismos e também produz um substrato para o seu metabolismo posterior. A formação de azul de leucometileno pode ser facilmente observada devido à cor branca do leite.

• Periotemp

A sonda Periotemp® (Abiodent Inc, Danvers, MA) é uma sonda sensível à temperatura, que detecta alterações inflamatórias precoces nos tecidos gengivais, medindo as variações de temperatura nesses tecidos. A sonda Periotemp detecta diferenças de temperatura da bolsa de 0,1° C em relação a uma temperatura subgengival de referência. Esta sonda tem dois díodos indicadores de luz: um díodo emissor de vermelho, que indica uma temperatura mais elevada, denotando um risco duas vezes maior de futura perda de inserção; e um díodo emissor de verde, que indica uma temperatura mais baixa, indicando um risco menor. Esta sonda pode detetar alterações inflamatórias iniciais; por conseguinte, o tratamento pode ser iniciado numa fase precoce. No entanto, a presença de arrefecimento da superfície causado pelo fluxo de ar respirado pode complicar ainda mais a determinação de uma distribuição normal da temperatura.

• Testes genéticos

O teste genético da suscetibilidade à doença periodontal baseia-se na medição de um gene que regula a produção de um mediador da inflamação chamado Interleucina 1B. A interleucina 1B é um forte estimulador das células hospedeiras, que destroem os ossos e os tecidos moles numa tentativa de limitar a propagação da infeção. Esta destruição ocorre mais em resultado da intensidade da resposta a um desafio bacteriano do que da quantidade de bactérias que desafiam o sistema. A intensidade da resposta é determinada pela composição genética que dita a quantidade de interleucina 1B que as células produzem em resposta a um desafio bacteriano.

•Fibroscópio periodontal

O sistema de fibroscópio desenvolvido neste estudo foi eficaz para o diagnóstico, para melhorar a visualização para a cirurgia periodontal e para o tratamento de lesões, tais como tractos fistulosos ou lesões de furca. O fibroscópio foi aplicado à cirurgia endodôntica para a inspeção dos ápices radiculares e das superfícies radiculares desnudadas, para além da face radicular cortada, da cavidade da extremidade radicular e da obturação da extremidade radicular após a ressecção da extremidade radicular.

•Periotron

O Periotron é um instrumento concebido para quantificar volumes submicrolitros de fluido recolhidos numa tira de papel de filtro. É um instrumento eletrónico que foi concebido para medir o fluido vrevicular gengival (GCF), o fluido da bolsa periodontal (PPF), o fluxo salivar e a espessura da saliva, utilizando uma variedade de tiras de recolha de papel.

•Perioscópio

Uma enzima em particular, com uma atividade semelhante à da tripsina, tem atraído muita atenção porque é produzida apenas por alguns membros da microflora oral cultivável, nomeadamente P. gingivalis, B. forsythus, T. denticola e espécies de Capnocytophaga. A presença desta enzima numa amostra de placa bacteriana pode ser estabelecida pela hidrólise de um substrato sintético de tripsina, a **N-benzoil-arginina-2-naftil-amida (BANA),** libertando

P-naftilamina. A P-naftilamina produzida pode ser detectada através da sua reação com o corante preto de Evans, que dá origem a um produto azul-escuro. Este é utilizado como base de um teste (PerioScan, Oral-B Laboratories, EUA) para a deteção de bactérias hidrolisantes de BANA em amostras de placa bacteriana.

Classificação da doença periodontal

Esta classificação é a opinião consensual mais recente e internacionalmente aceite sobre as doenças e condições que afectam os aspectos do periodonto e foi apresentada e discutida no workshop internacional de 1999 para a classificação da doença periodontal organizado pela Academia Americana de Periodontologia (AAP).

CLASSIFICAÇÕES DAS DOENÇAS E CONDIÇÕES PERIODONTAIS

Doenças gengivais

•Doenças gengivais induzidas pela placa bacteriana

•Lesões gengivais não induzidas por placas

Periodontite crónica

•Localizado

•Generalizado

Periodontite agressiva

•Localizado

•Generalizado

A periodontite como manifestação de doenças sistémicas Doenças periodontais necrotizantes

•Gengivite ulcerosa necrosante (NUG)

•Periodontite ulcerosa necrosante (NUP)

Abcessos do periodonto

•Abcesso gengival

•Abcesso periodontal

•Abcesso pericoronal

Periodontite associada a lesões endodônticas

•Endodontia - lesão periodontal

•Lesão periodontal - endodôntica

•Lesão combinada

Deformidades e condições de desenvolvimento ou adquiridas

•Factores localizados relacionados com os dentes que predispõem a doenças gengivais induzidas pela placa bacteriana ou periodontite

•Deformações e condições mucogengivais à volta dos dentes

•Deformações e condições mucogengivais nas cristas edêntulas

•Traumatismo oclusal.

CONCLUSÃO

O diagnóstico da doença periodontal tem as suas raízes na medicina antiga. Os esforços iniciais dos clínicos para identificar, nomear e caraterizar as doenças periodontais basearam-se principalmente nos sintomas. Os primeiros sinais observáveis de patologia periodontal incluíam alterações na aparência e na função dos dentes e dos seus tecidos de suporte. Mais recentemente, os esforços dos investigadores laboratoriais têm sido um produto de múltiplos factores, incluindo observações empíricas e desenvolvimentos tecnológicos (fontes de luz eléctrica, microscópios, imagens de raios X, técnicas de coloração histoquímica, tipagem de ADN, inovações na cultura microbiana e desenvolvimentos na biologia molecular). Todas estas disciplinas contribuíram para o crescimento das ciências da saúde e reflectiram-se nos aperfeiçoamentos da base científica da periodontologia. O objetivo ideal dos procedimentos de diagnóstico é a identificação o mais precoce possível do processo da doença, o que permite os procedimentos preventivos mais eficazes e as intervenções menos invasivas. O reconhecimento de que a doença periodontal é tratável com resultados previsíveis tem apenas cem anos. Cada geração de investigadores refinou ou redefiniu as questões colocadas relativamente à identificação dos factores de risco e da destruição real dos tecidos associada à doença periodontal. O esforço para identificar a natureza episódica e específica do local do processo da doença produziu esforços de diagnóstico mais bem direccionados em várias áreas tradicionais e recentemente emergentes. Este seminário prepara o terreno para uma análise detalhada da investigação atual e das direcções futuras em cada uma das áreas de diagnóstico por investigadores contemporâneos.

REFERÊNCIAS

1. Periodontologia clínica. **Carranza - 10ª edição.**

2. Periodontologia clínica e Implantologia. **Lindhe J. 5ª edição.**

3. Burkett's textbook of oral medicine. **Burkett 9ª edição.**

4. Ortodontia contemporânea. **Lucro 4ª edição**

5. Livro de texto de ortodontia. **Bhalajhi 3ª edição**

6. Manual de cirurgia clínica. **Das S. 6ª edição**

7. Diagnóstico oral por **Donald Kerr.**

8. **Gold SI**. Técnicas de diagnóstico em periodontologia: uma revisão histórica. Perio 2000 1995;7:9-21

9. **Giargia M, Lindhe J**. Mobilidade dentária e doença periodontal. J Clin Periodontol 1997; 24; 785-795

10. **Pihlstrom BL**. Avaliação do risco periodontal, diagnóstico e planeamento do tratamento. Perio 2000 2001;25:37-58

11. **Armitage GC**. Diagnóstico periodontal e classificação das doenças periodontais. Perio 2000 2004;34:9-21

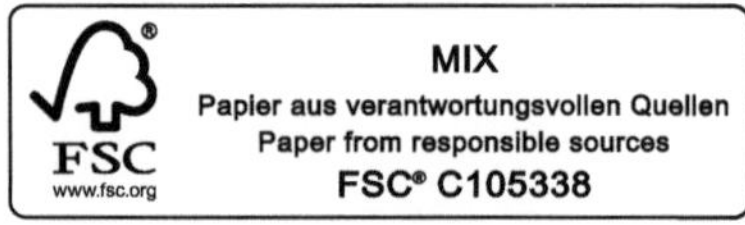

Printed by Books on Demand GmbH, Norderstedt / Germany